LE
Mal qu'on a dit
DES MÉDECINS

Conférence faite à la loge maçonnique LE PROGRÈS

(1880)

PAR

LE Dr HENRI NAPIAS

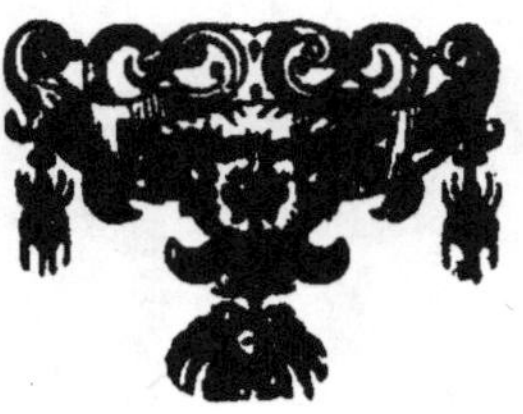

PARIS

ALCAN-LÉVY, IMPRIMEUR BREVETÉ

18, PASSAGE DES DEUX-SŒURS

1885

LE MAL QU'ON A DIT

DES MÉDECINS

Paris. — Alcan-Lévy, imp. breveté, 18, passage des Deux-Sœurs

LE

Mal qu'on a dit DES MÉDECINS

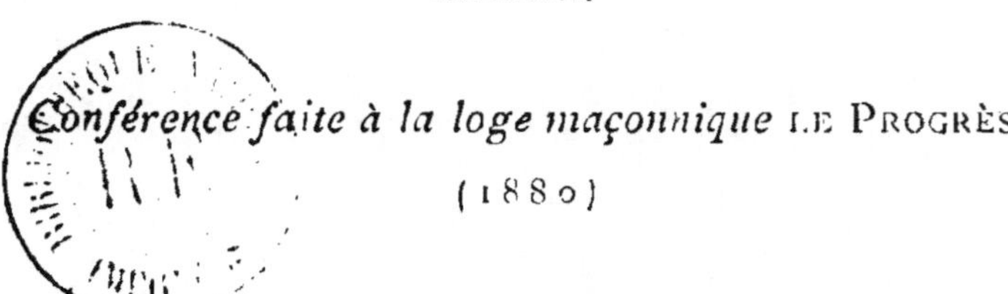

Conférence faite à la loge maçonnique LE PROGRÈS

(1880)

PAR

LE Dr HENRI NAPIAS

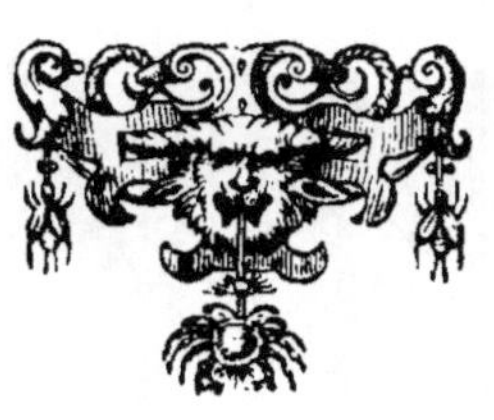

PARIS

ALCAN-LÉVY, IMPRIMEUR BREVETÉ

18, PASSAGE DES DEUX-SŒURS

1885

LE

MAL QU'ON A DIT

DES MÉDECINS

Conférence faite à la loge maçonnique LE PROGRÈS

PAR

LE Dr HENRI NAPIAS

Avez-vous remarqué que toute gaité est faite d'un peu de raillerie, et qu'on ne rit bien qu'aux dépens du prochain ?

Et pourtant ce n'est pas une action très abominable de rire et de se moquer ; et notre vieil esprit gaulois, si plein de malice, est presque toujours totalement dénué de méchanceté : il souligne les travers et les petits ridicules que nous avons tous ; souvent il nous en corrige ; et en tous cas nous avons en France la réputation d'être assez gens d'esprit pour accepter la plaisanterie sans nous en fâcher. —

Nous avons bien raison, croyez-moi. Restons dans cet honnête chemin, et au diable les gens susceptibles.

Mais si nous nous moquons volontiers des autres, ce n'est pas de tous indifféremment; il semble qu'il y ait des catégories sociales ou professionnelles que la raillerie prend plus vclontiers pour cible et qu'elle crible de ses flèches. — Et ce sont tantôt flèches légères à fines pointes d'acier, ou lourds javelots émoussés. Vous savez que cela dépend uniquement de la main qui les lance.

C'est ainsi que de tous temps on a ri des médecins. C'est un privilège qu'ils ont. — Autrefois ils le partageaient avec les prêtres, et c'était au temps où le clergé avait à la fois plus de tolérance et plus d'esprit; le temps ausssi où on croyait en lui, car on ne se moque guère que des choses auxquelles on croit.

Aujourd'hui on ne rit plus que des médecins; c'est tant mieux pour eux, car cela prouve qu'on y croit encore.

Ils sont depuis des siècles en possession de défrayer la gaîté publique; et les travers qu'on leur trouve, et les ridicules dont on les affuble, et les sottises qu'on leur prête, et les crimes qu'on leur impute, forment un fond de plaisanteries dont le succès n'est pas près d'être épuisé.

La fantaisie m'a pris, en faisant l'école buissonnière dans le grand chemin de l'histoire et dans les vagues sentiers de la légende, de noter le mal qu'on a dit des médecins, de recueillir quelques-unes des médisances et même des calomnies auxquelles ils sont en butte, et de venir vous les raconter pour passer le temps.

Certes il faudrait remonter bien haut dans la chronologie pour rencontrer un médecin qui ait échappé à la malignité publique; il faudrait remonter peut-être jusqu'à Esculape, de mythologique mémoire. Encore savons-nous qu'il se trouva un reporter de l'Olympe qui alla faire croire à Jupiter qu'il avait ressuscité un mort; et le crédule maître du tonnerre, indigné qu'un mortel échappé des ténèbres infernales reparût au jour, frappa de sa foudre l'inventeur de la médecine et précipita sur les bords du Styx le fils d'Apollon.

Nam pater omnipotens, aliquem indignatus ab umbris
Mortalem infernis ad lumina surgere vitæ
Ipse repertorem medicinæ talis, et artis,
Fulmine phœbigenam stygias detrusit ad undas.

(*Virgile*, *Enéide*, *VII*, 770.)

Depuis ce temps les médecins ne se sont plus avisés de ressusciter les morts. Ce n'est plus de cela du moins qu'on les accuse.

Esculape, d'ailleurs, avait toutes les qualités; on ne lui attribue ni défauts, ni ridicules, ni vices. Cela est possible qu'il n'en eût pas et tient sans doute à ce qu'il n'a jamais existé; mais on n'a pas manqué d'opposer sa prétendue perfection à l'imperfection de ses successeurs; le doux Demoustier, dans ses *Lettres à Emilie*, en trace le portrait suivant, en fort mauvais vers :

Il ne marchait point escorté
D'un leste et brillant équipage ;
Il ignorait le doux langage
Des beaux fils de la Faculté.
Il parlait sans point, sans virgule :
On comprenait ce qu'il disait,
Et pour comble de ridicule
Presque toujours il guérissait !

In cauda venenum. Il guérissait ! — Les autres ne guérissent pas, au contraire, ce sont des pourvoyeurs de cimetière. C'est entendu. Ils ne se fâchent pas généralement de cette plaisanterie, quelque rude qu'elle soit, et même un médecin de Leipsig y trouva jadis l'indication précise de sa vocation :

Etant enfant, et pendant son temps de collège, Andréa Rudigerus s'avisa de faire l'anagramme de son nom et trouva ces mots :

Arare rus Dei dignus

C'est-à-dire « *digne de labourer le champ de Dieu.* » Il en conclut que sa vocation était pour l'état ecclésiastique et il se mit à étudier la théologie. Peu après il devint le précepteur des enfants du célèbre Thomasius, le maître de Leibnitz. Ce savant lui dit un jour qu'il lui trouvait des dispositions à la médecine et qu'il y ferait certainement son chemin. Rudigerus avoua qu'en effet c'était là son goût, mais que l'anagramme de son nom en avait décidé d'autre manière. — « Mais, lui dit Thomasius, c'est justement l'anagramme de votre nom qui vous impose de suivre la carrière médicale : *Rus Dei*. Le champ de Dieu ! n'est-ce pas le cimetière ? Et qui mieux que les médecins le savent labourer ». — Rudigerus goûta l'argument et se fit médecin.

Cette facétie est commune du reste qui consiste à accuser les médecins de tuer leurs malades ; je vous en citerai plusieurs traits ; et il vous suffit de jeter un coup d'œil dans vos souvenirs pour voir que nos plus grands auteurs n'ont pas dédaigné de la développer en prose ou de l'enchâsser en vers. Nous avons tous en la gibecière de notre mémoire Rabelais et Molière ; mais de moins illustres plumes se sont essayées aussi à cette plaisanterie, et jusqu'à M. de Crébillon qui, soigné dans une dangereuse maladie par le docteur Hermant, comme celui-ci lui demandait de lui faire don du manuscrit de sa tragédie de *Catilina*, lui répondit par ce vers tiré de sa *Rhadamisthe :*

> Ah ! doit-on hériter de ceux qu'on assassine ?

C'est une facétie si facile après tout qu'elle est, pour ainsi dire, à la portée de tout le monde ; le premier gentilhomme venu, au XVIIIe siècle, rimait aisément un quatrain sur ce thème : un comte de Maugiron, lieutenant général, mort, je crois, en 1767, disait, quelques heures avant sa mort :

Tout meurt, je m'en aperçois bien ;
Tronchin, tant fêté dans le monde,
Ne saurait prolonger mes jours d'une seconde,
Ni Dumont en retrancher rien.

Or, Dumont était son médecin ordinaire.

Quant à Tronchin « *tant fêté dans le monde* », c'était en effet le praticien en vogue ; il avait été le médecin de Voltaire et de Rousseau ; il avait, des premiers, répandu la pratique de l'inoculation qui précéda la vaccine ; sa réputation était faite par avance à Paris, où il vint comme médecin du duc d'Orléans et où il eut vite une grande clientèle. Ses prescriptions étaient ordinairement simples et s'inspiraient plus volontiers des préceptes de l'hygiène que des formules de la thérapeutique : il avait mis à la mode les promenades à pied, une longue canne à la main ; toute personne du bel air faisait cette promenade quotidienne, et cela s'appelait *tronchiner :* un mot qui a disparu de la langue avec le médecin qui en formait la racine. — Mais il faut convenir aussi que Tronchin avait parfois de bizarres formules au service de ses malades ; il faisait, par exemple, un singulier abus du savon et le bruit courait, un bruit lancé par quelque confrère jaloux, qu'il avait à lui seul fait hausser le prix de cette denrée et que les blanchisseuses lui faisaient un procès.

Toujours est-il qu'on convenait au XVIIIe siècle que Tronchin guérissait ses malades; il était en possession de la confiance publique. Mais ses confrères continuaient d'être de simples assassins. Il est vrai qu'on avouait que s'ils tuaient ce n'était pas de parti pris et qu'ils se soignaient de même sorte qu'ils soignaient leurs clients; c'est sur un médecin de ce temps-là qui se soigna lui-même et mourut, qu'on fit cette épigramme :

Fidèle à la loi des apôtres
Qui nous prescrit l'égalité,
Il a toujours traité les autres
Comme lui-même il s'est traité.

On voulait bien convenir qu'ils n'ont aucun motif intéressé de mettre à mal leurs semblables, à moins que ça ne soit le motif qui se trouve indiqué dans une épigramme du chevalier Jean de Cailly :

Roch, médecin peu docte et poète savant,
Fait des épitaphes souvent
Où des morts il conte l'histoire.
Les maux que fait un art, l'autre les peut guérir :
Roch, poète, fait vivre au temple de mémoire
Ceux que Roch, médecin, vient de faire mourir.

Hélas ! dois-je vous dire que les médecins, entre eux, se sont parfois lancé d'aussi cruelles diffamations ! Il faut voir comment Guy Patin, par exemple, qui pourtant était un homme d'esprit, traite un de ses confrères qui mourut sans se faire saigner : impardonnable faute dont le récit nous fait à présent sourire et penser à Molière :

« — *Il vaut mieux mourir selon les règles que de réchapper contre les règles*, » dit M. Bahis dans l'*Amour médecin.*

Guy Patin ne manque pas d'ailleurs de relater les bonnes satires qu'on faisait de ses confrères, surtout quand c'était quelque novateur impudent, partisan de l'Emétique ou du Quinquina ; pour ceux-là il était sans pitié, et c'est ainsi qu'il en voulait à Vallot, qui soigna dans sa dernière maladie Henriette de France, fille de Henri IV, la veuve de Charles Ier et la mère de *Madame*. Naturellement, comme elle mourut, ce fut lui qui la tua ; et on fit à cette occasion les vers suivants que Guy Patin rapporte complaisamment, quoi qu'ils soient fort médiocres :

Le croiriez-vous, race future,
Que la fille du grand Henri
Eût en mourant même aventure
Que son père et que son mari !

Tous trois sont morts par assassin :
Ravaillac, Cromwell, Médecin !
Henri, d'un coup de baïonnette ;
Charles finit sur le billot,
Et maintenant meurt Henriette
Par l'ignorance de Vallot.

Cela prouverait, en tous cas, que les médecins ne craignent pas de toucher aux têtes couronnées.

Il est vrai qu'ils n'hésitent pas à toucher aux dieux eux-mêmes; c'est AUSONE qui nous l'apprend dans ses épigrammes :

Alcon hesterno signum Jovis attigit : ille
Quamvis marmoreus, vim patitur medici.
Ecce hodie, iussus transferri ex œde vetusta,
Effertur, quamvis sit deus atque lapis.

« Le médecin Alcon toucha hier la statue de Jupiter et, tout marbre qu'il est, le Dieu a éprouvé la vertu du médecin : Voici qu'aujourd'hui on le tire de son vieux temple et qu'on le porte en terre, quoiqu'il soit dieu, et qu'il soit en pierre! »

Mais après tout, ce médecin Alcon prenait sur Jupiter la revanche d'Esculape, et c'est là un excellent exemple de confraternité médicale.

Cette vertu du médecin — vertu léthifère dont nous parle Ausone — s'exerce au besoin à distance; il n'est pas besoin d'être touché par un médecin, mais il suffit seulement d'y penser ou d'en rêver pour être immédiatement frappé; c'est encore un poète latin, c'est Martial qui l'affirme, et il faut bien le croire :

Lotus nobiscum est, hilaris cœnavit; et idem
Inventus mane est mortuus Andragoras.
Tam subitæ mortis causam, Faustine, requiris?
In somnis medicum viderat Hermocratem.

« *Andragoras se baigna avec nous hier et soupa gaîment; ce matin on l'a trouvé mort! Voulez-vous savoir, Faustinus, la cause d'une mort si subite? En songe il avait vu le médecin Hermocrate.* »

Mais voici un fait après lequel il n'est plus rien à dire et nous pourrons, si vous voulez, tirer l'échelle ensuite : j'ai lu... je ne saurais me rappeler dans quel ouvrage, mais j'ai lu sûrement quelque part qu'autrefois, dans le duché de Wurtemberg, le bourreau, après un certain nombre d'exécutions capitales, recevait le titre de Docteur en Médecine.

Vous pensez bien que, si les médecins sont accusés de meurtre sur la personne de leurs malades, la même calomnie atteint les chirurgiens. Et même les chirurgiens sont peut-être encore plus gravement calomniés, car on ne manque pas, quand leur malade guérit, de leur imputer comme une faute l'opération salutaire qu'ils ont pratiquée. Si le chirurgien ne tue pas son malade, il l'estropie pour le moins. C'est un compte réglé. — Un insuccès unique leur est reproché amèrement, et fait oublier cent succès. En voulez-vous un bel exemple ?

Il y avait au XVIIe siècle un homme qui vécut jusqu'aux premières années du XVIIIe et qui avait une méthode particulière pour pratiquer la grave opération de la pierre. Cet homme, appelé Jacques BAULIEU, et qu'on appelait communément Frère Jacques à cause d'un habit religieux de sa fantaisie qu'il portait ordinairement, était fort habile et s'acquit une grande renommée. Or en 1703, le maréchal DE LORGES étant attaqué de la pierre se décida à se confier à Frère Jacques ; mais il voulut auparavant s'assurer de l'habileté de l'opérateur et fit réunir dans son hôtel vingt-deux pauvres calculeux, qu'on opéra, pour ainsi dire, sous ses yeux. Les vingt-deux pauvres guérirent très bien ; et le maréchal se décida à se faire opérer à son tour : mais, il mourut ! Et cela fit un beau bruit par la ville ! Ce pauvre Jacques fut accusé d'ignorance et de maladresse et faillit perdre en un jour la renommée qu'il avait si laborieusement et si justement acquise ; ce qui semblerait prouver que le Diafoirus de Molière a raison une fois par hasard quand il dit : « — Ce qu'il y a « de fâcheux auprès des grands c'est que, quand ils viennent à être malades, ils veulent absolument être guéris. »

Le plus habile chirurgien ne peut-il pas être malheureux et avoir des insuccès ? Habicot avait bien raison quand, interrogé par la duchesse de Nemours, qui lui demandait quel était alors le plus habile chirurgien, il répondit : « Le plus habile, sans contredit, est celui en qui on a con-« fiance. »

Médecins et chirurgiens marchent de pair aujourd'hui ; ils ont fait de communes études et ont la même origine ; de tous temps on les voit égaux devant la satire et je m'émerveille qu'ils aient pu rester si longtemps séparés. Je ne puis vous conter ici leurs luttes ridicules du temps passé ; ils se sont enfin réconciliés, parce que la raison finit toujours par avoir raison, et l'argument concluant sans réplique à la nécessité de leur alliance me paraît avoir été fourni par le chancelier d'Aguesseau. C'était au temps de leurs grandes luttes ; M. de la Peyronie, sollicitant la protection du chancelier en faveur des chirurgiens, lui disait : « Il faut « élever entre la médecine et la chirurgie un mur de « séparation qui empêche toute communication de l'une « à l'autre ! » — « Fort bien, Monsieur, reprit d'A-« guesseau ; mais de quel côté mettra-t-on le ma-« lade ? »

Vous pensez bien que les médecins ont beaucoup d'autres petits ridicules que celui d'occire leurs semblables. Ils ont aussi tous les vices, et il s'est trouvé des gens obligeants qui se sont confessés pour eux de tous les péchés capitaux.

Il est convenu qu'ils sont gourmands, n'en déplaise à notre ami Delaunay, qui a prétendu démontrer le contraire.

Quand ils se font payer, on dit qu'ils sont avares. Et si vous saviez combien plus souvent ils sont dupes, et quelles preuves de désintéressement ils ont données. Mais je n'ai pas à les défendre ici et je conviens volontiers qu'il s'est trouvé des avares parmi les médecins. Ce serait merveille qu'il en fût autrement.

Le célèbre anatomiste Sylvius était de ce nombre; le célèbre Sylvius, qui de son vrai nom s'appelait Dubois pour tout potage, car c'était alors une mode de travestir son nom en latin: Desjardins se prononçait *Hortensius*; Desprez faisait *Pratensis*, etc. Nous avons changé tout cela, et nous nous appelons maintenant tout simplement de notre nom français. Quoi qu'il en soit, Dubois aimait l'argent, et quand il mourut, Colletet, le père de celui tant bafoué par Boileau, lui fit cette épitaphe:

De l'avare Dubois la science féconde
Ne donna rien pour rien, tant qu'il vécut au monde,
Et si son corps s'anime encore pour le bien,
Il est sous ce tombeau qui murmure et qui gronde
De quoi tu lis ces vers sans qu'il t'en coûte rien.

Mais Sylvius était, paraît-il, un prodigue, comparé à Jacques Molin, un médecin du XVIIIe siècle plus connu sous le nom de Dumoulin. Ce Dumoulin était médecin consultant du Roi; il mourut en 1755 à l'âge de 92 ans, laissant une fortune de 160,000 livres, somme énorme pour le temps. Sa réputation d'avare était si bien établie qu'un homme, qui se piquait d'avarice, se résolut à aller prendre ses conseils. Il alla le voir sur les huit heures du soir, en hiver, et le trouvant dans une chambre sans feu, avec une petite lampe qui ne donnait presque pas de clarté, il lui dit en entrant : — « J'ai appris, Monsieur, que vous êtes l'homme du monde le plus économe ; je le suis un peu, mais je souhaiterais l'être davantage, et je voudrais bien que vous me fissiez l'amitié de me donner quelques leçons d'économie. » — « Ne venez-vous que pour cela, lui répliqua brusquement Dumoulin, prenez ce siège ; et en même temps il éteignit la lampe, ajoutant : — Nous n'avons pas besoin d'y voir pour parler, nous en serons moins distraits. » — « Ah ! Monsieur, s'écria l'étranger, cette leçon d'économie me suffit ; je vous proteste que j'en profiterai. » Et il se retira aussitôt à tâtons.

Pourtant Dumoulin n'était pas un très méchant homme. Il obligeait volontiers les pauvres de ses soins gratuits, mais il ne pouvait souffrir les remerciements moyennant lesquels tant de gens pensent s'acquitter, et il avait toujours de singulières façons, même pour le bien.

On conte qu'appelé un jour dans une famille pauvre, il laissa un rouleau d'or afin qu'on achetât les médicaments prescrits et aussi afin qu'on pût payer régulièrement chacune de ses visites. Vous voyez qu'il ne transigeait pas avec ses principes.

Mais pour un médecin riche comme était ce Dumoulin, combien toute leur vie restent pauvres ! Et qui auraient

pourtant pu gagner de grosses sommes, s'ils s'étaient poussés dans une profession moins ingrate que la médecine. De nos jours encore, combien il en est peu qui arrivent à la fortune. Et, si ce n'est quelques spécialistes..... Mais, de tous temps, les spécialistes ont fait de bonnes affaires. — Tel était un chirurgien de Paris, nommé Thierry de Héry, qui, au XVIe siècle, fit une grosse fortune en soignant une maladie qu'on nommait en ce temps-là le *Mal de Naples* et qui était toute nouvelle en France. Un jour, visitant l'église de Saint-Denis, Thierry de Héry s'arrêta devant le tombeau de Charles VIII et, s'étant agenouillé, commença une fervente prière. Un religieux, qui le vit, pensa qu'il se trompait et qu'il prenait le roi pour un saint, aussi essaya-t-il de le désabuser. Mais Thierry lui répondit qu'il savait bien ce qu'il faisait. — « Je n'invoque pas ce prince, dit-il, je ne lui de-
« mande rien ; mais il a apporté en France une maladie qui
« m'a comblé de richesses et je lui dois bien quelque
« chose ; c'est pourquoi je prie Dieu pour le repos de son
« âme. »

D'aucuns attribuent cette histoire à un autre chirurgien nommé maître Jean, mais cela n'importe guère.

J'aurais beaucoup de semblables contes à vous faire et je ne voudrais pas cependant abuser de votre attention ; j'ai hâte de vous dire quelques mots de ce que nos meilleurs auteurs français, et les plus gens d'esprit, ont dit de nous autres médecins.

Montaigne ne les aimait guère : — « Quand nous voyons,
« disait-il, un homme mal chaussé, nous disons que ce

« n'est pas merveille s'il est chaussetier ; de mesme il semble « que l'expérience nous offre souvent un médecin mal mé- « deciné. »

C'était chez lui un mal de famille que cette horreur de la médecine. — « Mes ancestres, dit-il encore, avoient la mé- « decine à contre-cœur par quelqu'inclination occulte et « naturelle, car la veue mesme des drogues faisoit horreur « à mon père..... Il est possible que j'ay reçeu d'eulx cette « dyspathie naturelle à la médecine. »

Vieux ou nouveaux systèmes d'ailleurs lui sont tout un ; et quand il parle de Paracelse, qui tranchait alors du réformateur, il le présente comme : « un nouveau venu qui « change et renverse tout l'ordre des règles anciennes, et « maintient que jusqu'à cette heure, la médecine n'a servi « qu'à faire mourir les hommes. — Je crois, ajoute-t-il, qu'il « vérifiera ayseement cela ; mais de mettre sa vie à la « preuve de sa nouvelle expérience, ie treuve que ce ne seroit « pas grand'sagesse. »

Pourtant Montaigne affirme que ce n'est pas aux médecins qu'il en veut, mais à la médecine :

« Au demourant, i'honore les médecins, non pas, suivant « le précepte, pour la nécessité ; mais pour l'amour d'eulx- « mêmes, en ayant veu beaucoup d'honnestes hommes et « dignes d'estre aimez. Ce n'est pas à eulx que i'en veulx, « c'est à leur art. »

Il n'avait aucune foi aux remèdes, ce sceptique, et il se moque plaisamment des drogues venues de loin et auxquelles il pense que nous n'attribuons de vertu qu'à cause de leur étrangeté et de leur nouveauté. C'est le cas de rappeler le mot de Bordeu, parlant d'un remède nouveau à une de ses malades : — Prenez-en, Madame, pendant qu'il guérit.

« Si, dit Montaigne, les nations desquelles nous retirons « le *Gayac*, la *Salseparille* et le *bois d'Esquine*, ont des « médecins, combien pensons-nous par cette mesme recom- « mandation de l'étrangeté, la rareté et la cherté, qu'ils fa- « cent feste de nos choulx et de notre persil ! »

Ces boutades de Montaigne nous amusent et nous en rions des premiers, tout médecins que nous sommes, alors même qu'il nous dit que le soleil éclaire nos succès et que la terre cache nos fautes. Ce sont joyeusetés dont nous nous régalons volontiers pour ce qu'elles sont pleines de bon esprit et dites en gentil langage.

Mais autrefois on était plus chatouilleux, paraît-il, on n'entendait rien à cette raillerie, et un médecin de Dordrecht, nommé Beverwyck, publia, en 1639, un fort volume, — en latin, s'il vous plaît ! — pour discuter et réfuter les idées de Montaigne. Il fallait que ce Beverwyck fût un grand sot et qu'il eût beaucoup de loisirs.

Boileau non plus n'était pas tendre pour les médecins. Vous savez que, dans son *Art poétique* faisant allusion au docteur Claude Perrault, l'architecte à qui on doit la colonnade du Louvre, il nous en parle comme d'un médecin qui :

Laissant de Gallien la science suspecte,
De méchant médecin devint bon architecte.

Perrault, qui avait une grande bonté de cœur, ne prisait pas fort la satire ; aussi dit-on qu'il se plaignit à Colbert d'être si mal traité. Mais ses plaintes ne firent qu'aigrir la verve de Boileau, qui lui décocha cette épigramme bien connue :

Oui, j'ai dit dans mes vers qu'un célèbre assassin,
Laissant de Gallien la science infertile,
D'ignorant médecin devint maçon habile.
Mais de parler de vous je n'eus jamais dessein,
Perrault, ma muse est trop correcte ;
Vous êtes, je l'avoue, ignorant médecin,
Mais non pas habile architecte.

Il faut bien convenir qu'ici Boileau était injuste. Perrault n'était pas seulement un grand architecte, c'était un médecin savant et un brave homme. S'il avait quitté la médecine pour l'architecture, il savait parfois se souvenir de son premier métier, et c'est quand il s'agissait de soigner les pauvres.

La maison de Boileau, à Auteuil, où cette épigramme a été faite, appartint plus tard à un médecin du XVIIIe siècle, nommé Claude Gendron. Voltaire encore jeune y alla un jour porter à Gendron un de ses ouvrages et fit cet impromptu :

C'est ici le vrai Parnasse
Des vrais enfants d'Apollon.
Sous le nom de Boileau ces lieux virent Horace,
Esculape y paraît sous celui de Gendron.

Ça n'est pas ce factum qui a rendu Voltaire immortel. D'abord, en dépit de l'*Art poétique*, il ne me paraît pas possible de comparer Boileau à Horace, — à l'amoureux Horace ; et Voltaire savait bien ce qui manquait à Boileau pour être un Horace complet.

Voltaire, puisque nous en parlons, ne s'est pas moqué des médecins ; ce perpétuel valétudinaire avait besoin trop souvent de leurs avis. On sait qu'il était l'ami de Tronchin ; et il était aussi en relation avec Bouvard, avec Astruc, avec Bagieu, avec Senac, avec Pomme, et beaucoup d'autres encore dont on retrouve les noms à chaque page de sa correspondance. S'il a raillé Lamettrie, ce n'est pas comme médecin, c'est bien plutôt qu'il était son ennemi personnel et l'ami du roi de Prusse. Mesquine jalousie d'un grand homme.

Rousseau, au contraire, ne cachait pas son horreur de la médecine. — « Un corps débile affaiblit l'âme, dit-il dans « son *Emile*, de là l'empire de la médecine, art plus perni- « cieux aux hommes que les maux qu'il prétend guérir. Je

« ne sais, pour moi, de quelle maladie nous guérissent les « médecins, mais je sais qu'ils nous en donnent de bien fu- « nestes : la lâcheté, la pusillanimité, la crédulité, la peur « de la mort ! »

Peste ! que de fléaux ! — Ce qui me surprend ici le plus, c'est de voir les médecins accusés de favoriser la crédulité. Ce sont pourtant aujourd'hui les plus fiers ennemis du fanatisme. Ceci me rappelle qu'un chirurgien du XVIIIe siècle fut accusé de saper le fanatisme, mais d'une façon bien singulière. Les Mémoires de Bachaumont, à la date du 6 octobre 1764, nous apprennent que l'archevêque de Paris vient d'être opéré d'une fistule à l'anus par le chirurgien Moreau, et qu'on a fait, à ce propos, une épigramme qui court les rues :

Moreau ! Quelle est ta gloire et ta vocation !
Le Ciel t'a réservé pour cette occasion :
Il anime ton zèle et ton patriotisme ;
Par toi s'opèrera ce grand événement,
Ton bras frappera sourdement
Le fondement du fanatisme.

Si j'avais le temps, je voudrais vous parler longuement de Diderot, parce que je l'aime tout particulièrement ; mais sachez seulement que lui aussi a raillé les médecins qui font « leur devoir de tâter le pouls et de n'y rien connaître. » — Dans ses « Bijoux indiscrets, » il s'est fort moqué de Ferrein, qui venait de faire une théorie de la voix et qu'il appelle le docteur Orcotome; c'est au moyen de sa théorie que, transportant une fonction d'un viscère à un autre, Orcotome explique les indiscrétions des bijoux.

Lesage aussi, dans *Gil Blas*, met en scène un médecin de son temps pour s'en moquer. Son Sangrado n'est autre que le docteur Hecquet. Le dictionnaire portatif de Ladvocat raconte que Hecquet, visitant les malades opulents, allait souvent à la cuisine embrasser les cuisiniers et chefs d'office, disant qu'il leur devait de la reconnaissance et que sans eux la Faculté irait bientôt à l'hôpital. Cela rappelle un mot de Sénèque, qui disait que le meilleur moyen de connaître dans une ville le nombre des maladies c'était de compter le nombre des cuisiniers. Croyez qu'il y a là quelque exagération, et ne prenez pas trop au sérieux cette boutade dictée à Sénèque par la souffrance de quelque digestion pénible.

Mais j'arrive à Molière, que j'ai gardé pour la fin sans souci de l'ordre chronologique. Je ne veux pourtant que citer son nom et il me semble inutile de rappeler toutes les critiques qu'il a faites des médecins ; vous les savez aussi bien que moi. Le *Médecin malgré lui* restera comme un chef-d'œuvre d'esprit et suffirait à lui seul à immortaliser le nom de Molière, encore que le sujet s'en trouve dans Rabelais et que Molière ait puisé, comme tant d'autres, à cette source inépuisable beaucoup de détails de sa comédie. Il n'est pas jusqu'à la façon dont Sganarelle reçoit l'argent qui ne soit empruntée au maître railleur du XVIe siècle. Quand Panurge s'est consulté à Rondibilis il le paie en lui mettant dans la main quatre nobles à la rose : — « Rondibilis les print très bien, puis lui dit en effroi, comme indigné : « Hé, hé ! « monsieur, il ne fallait rien. Grand merci toutefois. De « méchantes gents jamais je ne prends rien. Rien jamais de « gents de bien je ne refuse. Je suis toujours à vostre com- « mandement. — En payant ? dit Panurge. — Cela s'entend, « respondit Rondibilis. »

Mais ce qui est bien du temps de Molière, ce qu'il n'a fait que prendre aux médecins du XVIIe siècle, c'est le langage ridicule qu'il prête à Sganarelle :

« Or, ces vapeurs venant à passer du côté gauche où est le foie, au côté droit où est le cœur, il se trouve que le poumon, que nous appelons en latin *armyan*, ayant communication avec le cerveau que nous nommons en grec *nasmus*, par le moyen de la veine cave que nous appelons en hébreu *Cubile*, rencontre en son chemin lesdites vapeurs qui remplissent les ventricules de l'omoplate ; et parce que lesdites vapeurs ont une certaine malignité qui est causée par l'âcreté des humeurs engendrées dans la concavité du diaphragme, il arrive que ces vapeurs : *Ossabundus, nequeis, nequer, potarinum, quipsa, milus*... Voilà justement ce qui fait que votre fille est muette... »

Eh bien ! ce galimatias double est à peine exagéré. En voulez-vous la preuve ? La voici. Voici une page empruntée textuellement au médecin Daquin qui présida aux clystères et aux saignées du Roi-Soleil :

« Le roi était sujet aux vapeurs depuis sept ou huit années, mais beaucoup moins qu'il ne l'avait été auparavant; vapeurs élevées de la rate et de l'humeur mélancolique dont elles portent la livrée par le chagrin qu'elles impriment et la solitude qu'elles font désirer. Elles se glissent par les artères au cœur et au poumon, où elles excitent des palpitations, des inquiétudes, des nonchalances et des étouffements considérables ; de là, s'élevant jusqu'au cerveau, elles y causent, en agitant les esprits dans les nerfs optiques, des vertiges et des tournoiements de tête, et frappant ailleurs le principe des nerfs, affaiblissent les jambes, de manière qu'il est nécessaire de secours pour se soutenir et pour marcher, accident très fâcheux à tout le monde, mais particulièrement au Roi, qui a grand besoin de sa tête pour s'appliquer à toutes ses affaires. Son tempérament penchant assez à la mélancolie, sa vie sédentaire, pour la plupart du temps passée dans les conseils ; sa voracité naturelle qui le fait beaucoup manger, ont fourni l'occasion à cette maladie, par les destructions fortes et invétérées que les crudités ont excitées dans les veines, qui, retenant l'humeur mélancolique, l'empêchent de s'écouler par les voies naturelles et lui donnent occasion, par leur séjour, de s'échauffer et de fermenter, et d'exciter toute cette tempête ; et il n'y a pas de quoi s'étonner que la saignée réveille si fortement ce désordre, puisqu'il est certain que, par le mouvement qu'elle fait dans toute la masse du sang et dans toutes les veines, elle agite cette humeur dans son foyer sans l'évacuer et en réveille le bouillonnement et l'évaporation. »

Que pensez-vous de ce style ? Je préfère, pour moi, celui de Sganarelle comme plus clair et plus facile à comprendre.

Daquin était d'ailleurs un assez triste sire. Fils d'un juif converti, il s'était poussé à la cour par les plus basses flatteries et avait, à force d'intrigues, obtenu du roi, qu'il lassait de ses demandes, force places, charges et bénéfices. Asturc raconte qu'un jour, en présence de Daquin, on annonçait au Roi la mort d'un brave officier pour lequel Louis XIV avait beaucoup d'estime ; le Roi se mit à dire qu'il en avait du regret, que c'était un bon serviteur, avec une qualité bien rare, c'est qu'il ne lui avait jamais rien demandé. Et, en disant cela, il regardait fixement Daquin. Celui-ci comprit le reproche ; mais, sans s'émouvoir, il répondit : — « Oserait-on demander à votre Majesté ce qu'elle a donné à ce discret courtisan ? » Louis XIV ne trouva rien à répondre, car il n'avait jamais rien donné en effet à cet honnête homme.

Il est vraisemblable que Molière a visé Daquin dans la peinture de quelqu'un de ses personnages ; car il les connaissait bien tous ces donneurs de remèdes, ces exagérés pratiquants de la saignée ; et comme on s'explique ses critiques quand on songe que Bouvard l'ancien, selon

Amelot de la Houssaie, fit prendre à Louis XIII, en une seule année, 215 médecines et qu'il le saigna 47 fois ! ! !

Mais je perds bien mon temps en vous parlant de Molière, à vous qui tous le connaissez et l'aimez comme moi. Pourtant laissez-moi vous rappeler encore qu'il y a, dans son *Amour médecin*, une consultation qui est un adorable chef-d'œuvre : — « Paris est étrangement grand, dit M. « Defonandrès à M. Thomès, et il faut faire de longs « trajets quand la pratique donne un peu, » et les voilà causant de leurs petites affaires et oubliant le malade pour qui on les consulte. Eh bien ! je vais vous l'avouer... tout bas... entre nous : il m'est arrivé d'assister à des consultations qui ramenaient obstinément à ma mémoire le souvenir de cette jolie scène, et, prenant à mon tour la parole, j'étais tenté de m'écrier : — « Paris est étrangement « grand. »

Molière, en somme, a rendu à la médecine un grand service. Il a désaccoutumé les médecins d'une ridicule mise en scène qui leur était ordinaire de son temps, et nous lui devons peut-être un peu de pouvoir nous vêtir et parler comme les autres hommes. Pour moi, je le vénère et je sais beaucoup de mes confrères qui l'ont aussi en vénération. D'ailleurs n'était-il pas lui-même un excellent médecin ? Et qui sait combien de mélancoliques il a guéris en les faisant rire ? Car la gaîté est un excellent remède qui convient à tout le monde ; — ou à peu près à tout le monde, car voici une exception que je vous vais conter :

Le fameux Sylva, consulté une fois par un hypochondriaque tourmenté d'une noire tristesse et d'une affreuse mélancolie, lui conseillait, comme remède, d'aller voir jouer à la Comédie Italienne un Arlequin très en vogue alors, nommé Dominique, et dont le jeu endiablé faisait rire malgré soi les plus sérieux personnages. — « Hélas ! lui dit le malade, je suis le seul homme à qui un tel remède ne saurait convenir... c'est moi qui fais Arlequin. »

Mais le temps se passe, et l'heure avancée m'avertit de finir ces contes. J'en aurais cent autres encore à vous faire de tout le mal qu'on a dit des médecins.

Ils ont longtemps mérité plus de railleries qu'on n'en a faites, mais croyez bien qu'il n'en est plus de même aujourd'hui.

Aujourd'hui, ils occupent dans la société une place honorable et honorée, conquise par le travail et par la science. Ils ont appris l'art difficile de dire : — « Je ne sais pas. » — Et c'est pourquoi ils ont fait de belles recherches qui ont abouti à de grandes découvertes. — Et c'est pourquoi la médecine est maintenant une science et non plus un art.

Dès le XVIIIe siècle, ils étaient à l'avant-garde du progrès, avec Diderot, avec d'Alembert, dont ils étaient à l'Encyclopédie les collaborateurs actifs.

Au XIXe siècle, on les a vus se mêler avec éclat aux affaires publiques : c'était un médecin savant que ce grand révolutionnaire dont Dyonis Ordinaire vous rappelait la vie dans une de nos dernières séances et qui porte un nom que tout le monde aime ici : Ulysse Trélat. — C'était un médecin aussi que cet honnête et bon Recurt qui, préfet de la Seine et deux fois ministre, quitta la vie publique et reprit sa trousse avec la tranquille simplicité d'un Romain de la Rome ancienne. — Et quand, à une époque sinistre de notre histoire contemporaine, un parjure mit sur le droit la main de la force et viola la Constitution, la résistance légale que tentèrent contre le Bonaparte quelques hommes courageux est une glorieuse légende qui s'incarne dans un homme, un martyr du droit et de la liberté : le docteur Baudin.

Aujourd'hui, dans le Parlement, dans les conseils des départements et des communes, les médecins apportent leur science, leur judicieux esprit d'observation, à la solution des questions qui intéressent l'humanité. J'en pourrais nommer de suite vingt parmi les hommes politiques du jour, et non des moins influents ni des moins écoutés, mais vous les connaissez comme moi et leurs noms sont sur vos lèvres.

Pendant la dernière crise, au moment des élections qui devaient nous délivrer du cauchemar du 16 mai, un journal a dit que le char à bancs du médecin de campagne était le *char du radicalisme*. — Nous ne nous effrayons pas des mots ni des images ; et la critique que ce journal prétendait faire, nous l'acceptons comme un éloge, comme la constatation de l'influence légitime et féconde des médecins de la campagne sur la population qui les entoure et qui sait leur incessant dévouement.

Vous savez aussi qu'on compte par milliers les médecins qui sont affiliés à la Franc-Maçonnerie; il y en a beaucoup dans notre loge et vous avez pu voir de quelle bonne humeur ils ont écouté tout le mal que nous avons dit des médecins; s'ils ont encore des défauts, ils ont aussi cette qualité de n'être pas susceptibles. La gaîté, disions-nous en commençant, ne va pas sans un peu de raillerie; ajoutons, en finissant, que la raillerie est une arme sans force contre la tolérance.

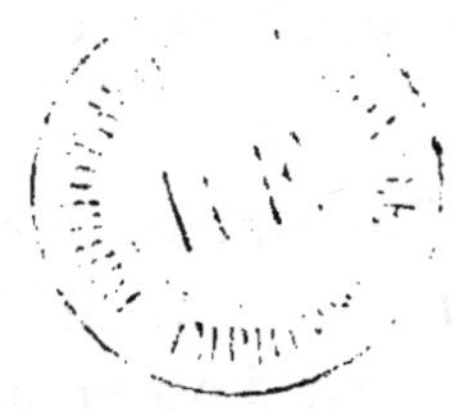

www.ingramcontent.com/pod-product-compliance
Lightning Source LLC
LaVergne TN
LVHW052C12160826
845678LV00003B/1015
* 9 7 8 2 3 2 9 6 5 9 4 2 8 *